ESSAI

SUR

LA TUMEUR ET LA FISTULE LACRYMALES

ET LEUR TRAITEMENT

SPÉCIALEMENT PAR L'IGNIPUNCTURE DU SAC

Par Alfred MANHAVIALE

DOCTEUR EN MÉDECINE

Ancien Externe des Hôpitaux de Montpellier (Concours 1882),
Ancien Interne des Hôpitaux de Nimes (Concours 1883),
Ancien Professeur-Adjoint à la Maternité du Gard.

On convient en général qu'il faut bien connaître la
nature des maladies pour pouvoir y porter les secours
convenables. (LOUIS. *Mémoires sur la Fistule lacrymale*,
in Mém. de l'Acad. royale de Chirurg., tom. II, pag. 213.)

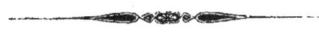

MONTPELLIER

TYPOGRAPHIE ET LITHOGRAPHIE BOEHM ET FILS

ÉDITEURS DU MONTPELLIER MÉDICAL

IMPRIMEURS DE LA GAZETTE HEBDOMADAIRE DES SCIENCES MÉDICALES

1884

ESSAI

SUR

LA TUMEUR ET LA FISTULE LACRYMALES

ET LEUR TRAITEMENT

SPÉCIALEMENT PAR L'IGNIPUNCTURE DU SAC

Par Alfred MANHAVIALE

DOCTEUR EN MÉDECINE

Ancien Externe des Hôpitaux de Montpellier (Concours 1882),
Ancien Interne des Hôpitaux de Nimes (Concours 1883),
Ancien Professeur-Adjoint à la Maternité du Gard.

> On convient en général qu'il faut bien connaître la nature des maladies pour pouvoir y porter les secours convenables. (LOUIS. *Mémoires sur la Fistule lacrymale*, in Mém. de l'Acad. royale de Chirurg., tom. II, pag. 213.)

MONTPELLIER

TYPOGRAPHIE ET LITHOGRAPHIE BOEHM ET FILS

ÉDITEURS DU MONTPELLIER MÉDICAL

IMPRIMEURS DE LA GAZETTE HEBDOMADAIRE DES SCIENCES MÉDICALES

1884

A LA MÉMOIRE DE MON PÈRE ET DE MA MÈRE

A MES SŒURS

A MON BEAU-FRÈRE

A MES TANTES

A ma Cousine Anna UNAL et à sa Famille

A TOUS MES PARENTS

A mon Parrain, le Docteur Alfred DUGÈS

A. MANHAVIALE.

A TOUS MES MAITRES DE MONTPELLIER

A mes Maitres dans les Hôpitaux de Nimes

A MES COLLÈGUES D'INTERNAT

LES DOCTEURS

J. Descays, Bentkowski, Peschaud, Molines

A MES AMIS, LES DOCTEURS

MAYNADIE, A. LAFAGE, G. DESCAYS

Charles MENAGER

Aide-Commissaire de Marine.

A TOUS MES AMIS

A. MANHAVIALE.

AVANT-PROPOS.

En songeant aux remarquables travaux suscités par l'étude de la dacryo-cystite et de ses conséquences : la tumeur et la fistule lacrymales, ne sem-ble-t-il pas téméraire de vouloir encore ajouter au nombre déjà considérable de publications sur la matière ? L'Index bibliographique fait à lui seul bien des pages, où l'on voit figurer pour une très large part les noms des maîtres de la science, qui surtout depuis Anel, c'est-à-dire depuis près de deux siècles, sont tous venus apporter le contingent de leurs lumières à l'étude d'un sujet en apparence aussi restreint. Comment donc, avec notre inexpérience, pouvons-nous espérer trouver encore quelque chose à glaner dans un champ moissonné avec tant de soin ?

Lorsque nous avons connu l'abondance prodigieuse des moyens proposés pour la guérison de cette maladie, nous avons pensé que cette richesse apparente n'était peut-être qu'une réelle pauvreté, car on n'invente pas tant de méthodes lorsqu'on en possède une seule véritablement curative. Or, de l'étude appro-fondie de la question il nous est resté cette conviction, que l'accord n'était pas encore fait entre les auteurs sur le choix du meilleur procédé à suivre dans le traitement de ces affections. C'est qu'en effet, il en est bien peu qui soient aussi rebelles, aussi sujettes, malgré des soins longtemps continués, à de fréquentes récidives. Par ce fait même, notre attention devait être surtout attirée vers les méthodes qui se proposent la cure radicale. Au nombre de ces dernières, une, plus que toutes les autres, excita notre intérêt, à cause des excellents résultats que nous lui avions vus fournir entre les mains d'un des Maîtres distingués de notre École. M. le professeur-agrégé Chalot, fatigué des réci-dives fréquentes obtenues avec les moyens ordinaires, songea, dans ces cas invétérés, à recourir à une méthode ancienne dans son principe, mais rajeunie dans son application. Il résolut de pratiquer l'ignipuncture sur la muqueuse du sac, et de se servir à cet effet du thermocautère. Le succès répondit à son 'attente. Il voulut bien nous rendre témoin de ses heureux résultats, nous faire part de ses observations, et nous engagea à faire l'étude de ces faits dans notre Thèse inaugurale. Nous lui exprimons toute notre reconnaissance pour la bienveillance avec laquelle il nous a prodigué ses encouragements amicaux et ses doctes conseils. Pour remplir convenablement notre tâche, il aurait fallu que l'élève fût moins indigne du Maître ; mais notre entière confiance dans l'indulgence de nos Juges nous fait oser leur soumettre notre travail avec toutes ses imperfections.

Nous sommes heureux d'avoir ici l'occasion d'offrir un témoignage public de notre gratitude à M. le professeur-agrégé Pécholier, dont les savants enseignements et les gages précieux d'amitié ne nous ont jamais fait défaut.

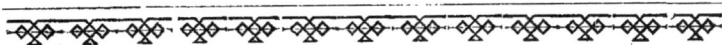

ESSAI

SUR

LA TUMEUR ET LA FISTULE LACRYMALES

ET LEUR TRAITEMENT

SPÉCIALEMENT PAR L'IGNIPUNCTURE DU SAC

DÉFINITION. — DIVISION DU SUJET.

L'ignorance de l'anatomie et de la physiologie des voies lacrymales s'est opposée, pendant fort longtemps, à ce qu'on se fît une juste idée de l'affection qui nous occupe. Ainsi, Celse l'envisageait comme une tumeur cancéreuse; ceux qui vinrent après lui ne voyaient que la carie de l'unguis et y rattachaient tous les désordres consécutifs. Il fallut donc attendre les descriptions anatomiques de Vésale et de Fallope, et arriver au xviiie siècle pour que les chirurgiens de cette époque, comprenant mieux la nature de cette maladie, nous la fissent aussi mieux connaître.

Il n'est cependant pas commun, dans leurs traités devenus classiques, pas plus que dans les ouvrages récents, de trouver, non pas une bonne définition, mais même une définition quelconque de la tumeur lacrymale. Certains auteurs en effet ne définissent pas du tout. D'autres se contentent d'indiquer une synonymie, et se servent indifféremment des termes de blennorrhée, catarrhe, inflammation chronique du sac. Quelques-uns donnent une définition descriptive beaucoup trop longue, qui n'a même

2

pas l'avantage d'embrasser tous les cas. Nous accepterons, pour notre part, la définition suivante, qui se rapproche de celle de Fano, et nous désignerons sous le nom de tumeur lacrymale : une tumeur formée par le sac lacrymal distendu, soit par des mucosités, soit à la fois par des mucosités et des larmes. Nous exprimons ainsi que la tumeur n'est pas forcément lacrymale, c'est-à-dire toujours formée et entretenue par les larmes, mais qu'elle peut résulter de la simple accumulation dans le sac du muco-pus produit de l'inflammation chronique de la muqueuse qui tapisse sa cavité.

C'est pour cela que Fano, non sans quelque raison, ne parle que de tumeur du sac lacrymal. Mais pour nous conformer à l'usage, et pour ne pas nous exposer, en disant tumeur du sac, à la confondre avec des productions quelconques développées dans son intérieur, nous continuerons à nous servir des termes ordinaires.

L'ouverture extérieure de la tumeur lacrymale constitue la fistule proprement dite. Ce ne sont donc que des degrés d'une même maladie, la dacryocystite chronique; aussi, dans le cours de notre étude, nous arrivera-t-il d'employer, suivant le cas, l'une ou l'autre de ces expressions, agissant de la sorte à l'exemple de beaucoup d'auteurs. Ainsi, Lawrence et Mackensie, qui ont très bien établi les rapports des phlegmasies de la voie des larmes avec les lésions appelées tumeur et fistule lacrymales, traitent de tous ces phénomènes, soit primitifs, soit consécutifs, sous le titre d'inflammation des organes excréteurs des larmes, rattachant plus spécialement à l'étude de l'inflammation chronique celle de la tumeur et de la fistule du sac.

Quelle marche nous proposons-nous de suivre dans ce travail ?

Nous ne ferons pas l'Historique dans un chapitre spécial, nous réservant, à l'étude de chaque méthode de traitement, de rappeler, en désignant leurs procédés, les noms des auteurs qui se sont le plus occupés de la question.

L'Étiologie et la Pathogénie nous arrêteront quelque temps, car, sans leur connaissance, nous ne pourrions poser de bonnes indications.

Après avoir rapidement passé sur l'Anatomie pathologique, la Symptomatologie, le Diagnostic et le Pronostic, nous arriverons à l'étude de certaines méthodes de Traitement, et nous verrons comment, d'après nous, elles ne poursuivent pas le véritable but. Nous établirons alors ce qui nous paraît être la véritable indication thérapeutique. Nous examinerons les diverses méthodes qui tendent à la remplir; nous légitimerons nos préférences pour l'une d'elles et pour le procédé dont nous donnerons le manuel opératoire. Nous formulerons nos Conclusions et nous terminerons en relatant quelques Observations.

ÉTIOLOGIE.

Les causes de la tumeur et de la fistule lacrymales sont variables, et l'on a, pour les expliquer, accusé des influences diverses.

Certains auteurs ont d'abord pensé que cette affection pouvait être héréditaire.

Demours[1] en cite plusieurs cas; il signale entre autres celui d'une famille dans laquelle le père et successivement les deux sœurs furent atteints de tumeur lacrymale. Galezowski accepte cette cause dans une large prorortion et soutient qu'on la rencontre une fois sur quatre.

Nous ne partageons pas absolument la manière de voir de ces auteurs sur ce point, et nous pensons que l'hérédité n'agit dans ces cas que par la transmission des diathèses qui, nous le verrons plus loin, contribuent à développer cette affection. La race a paru être une cause prédisposante, et la forme proéminente, aplatie latéralement, des nez israélites; l'écrasement, au contraire, dans le sens antéro-postérieur, des nez mongols, ont été successivement invoqués.

La tumeur lacrymale est une maladie de la jeunesse et de l'âge adulte ; au dire de Galezowski, on ne la rencontre guère avant 10 ou 15 ans. Elle peut cependant être congénitale ; Dolbeau (*Gaz. des Hôpit.*, 1865,

[1] Demours ; Précis th. et prat. sur les maladies des yeux.

pag. 205), et Bérard (Ibid., 1841, pag. 283) en citent plusieurs observations. Le sexe féminin serait plus prédisposé, et on la verrait aussi
plus souvent paraître chez les personnes exerçant une profession qui nécessite une application continue de la vue à des ouvrages délicats.

Examinons maintenant les causes dites mécaniques. Ce sont ordinairement des malformations congénitales, des déviations de la cloison des
fosses nasales (Dolbeau), du cornet inférieur, des hyperostoses d'origine
souvent syphilitiques, des fractures des os propres du nez ou de la branche
montante du maxillaire supérieur, la présence dans les voies lacrymales
de polypes, de concrétions calcaires, de leptothrix, signalées par de Græfe,
en 1854, puis par Schirmer et plus récemment, en 1873, par Émilio
Gmening, de New-York (*Revue des Sciences méd. de Hayem*, 1854-55).

Janin, supposant l'existence d'un sphincter dans le canal nasal, admet
un rétrécissement dû à la contraction spasmodique des fibres de ce
muscle. Le canal nasal du côté gauche est-il normalement plus étroit que
l'autre, et doit-on rattacher à cette disposition anatomique le plus grand
nombre de tumeurs lacrymales de ce côté ? Nous ne saurions l'affirmer.

Au nombre des diathèses incriminées, nous devons signaler en premier
lieu la scrofule. La dacryocystite chronique, dit Warlomont [1], « résulte fréquemment d'un état général de la constitution, surtout de la scrofule ».

D'autres fois, particulièrement chez les adultes, nous en sommes en droit
de faire intervenir la syphilis, à laquelle Boerhaave, Saint-Yves, Hunter,
Velpeau ont rattaché certaines formes de tumeur lacrymale. Tavignot soutient que cette maladie est un accident tertiaire de la syphilis développé
à la suite de périostoses ou d'exostoses des parois du canal. Lagneau [2]
cherche à démontrer que les lésions osseuses syphilitiques affectent l'os
unguis ou l'apophyse montante du maxillaire supérieur, quelquefois l'apophyse angulaire du coronal, et qu'elles donnent souvent lieu à des
tumeurs lacrymales.

---

[1] Warlomont ; Dict. des Sciences méd., tom. I, 3ᵉ fasc., pag. 55.
[2] Lagneau ; Arch. génér. de Méd., 5ᵉ série, tom. IX, pag. 536.

On a également fait jouer un rôle à l'herpétisme. L'affection qui nous occupe, d'après Demours [1], « se manifeste souvent après la disparition d'une éruption cutanée, par exemple après la rétrocession des croûtes laiteuses chez les enfants ». Jourdan parle aussi de la répercussion de ces mêmes croûtes laiteuses; mais ces exemples sont mal choisis d'après nous, puisque ces éruptions sont plutôt des manifestations scrofuleuses, et nous trouverions plus concluants les faits de Pellier de Quensgy, qui a observé certains cas de tumeur lacrymale après la suppression d'exanthèmes dartreux.

Enfin, je ne sais jusqu'à quel point nous devons accepter l'influence du rhumatisme, signalée par quelques auteurs. La nature catarrhale de la dacryocystite chronique n'est mise en doute par personne.

On admet aussi sans conteste l'action des causes qui souvent, il est vrai, comme conséquence des diathèses, mais parfois aussi en dehors d'elles, sont capables de produire plus immédiatement, par voisinage, l'inflammation des voies lacrymales. La blépharite ciliaire était pour Scarpa la grande cause, pour ne pas dire l'unique cause de ces affections. Signalons les fièvres éruptives. « On sait, dit Wecker [2], que les inflammations catarrhales de la conjonctive, et au premier rang celles qui accompagnent les fièvres à exanthèmes, ont une tendance marquée à se propager vers les voies lacrymales. » L'obstruction du canal nasal, écrit Lawrence [3], résultant de l'inflammation aiguë ou chronique de ce conduit, s'observe assez souvent chez les enfants dans la variole ou les scrofules. D'après Jourdan, le virus variolique n'est pas seul qui puisse donner naissance à une affection de ce genre. La rougeole en produit également une semblable, encore plus fréquente peut-être. Quant à nous, nous avons lu bon nombre d'observations relatées dans les ouvrages de Demours et de J.-L. Petit, et nous y avons trouvé la variole signalée comme cause bien plus souvent que les autres fièvres éruptives. La scarlatine elle-même ne

[1] Demours ; *loc. cit.*, pag. 188.

[2] Wecker ; Th. et prat. des maladies des yeux, tom. I, 3e fasc.

[3] Lawrence ; Th. prat. des maladies des yeux, pag. 438 et suiv.

serait pas innocente de ce fait, car, d'après Critchett, « elle détermine parfois un abcès aigu très grave du sac qui amène la nécrose et une obstruction très opiniâtre du canal nasal ». Les conjonctivites de toutes sortes, celles surtout qui passent à l'état chronique, sont susceptibles de propager aux voies lacrymales leur processus inflammatoire. Nous n'en voulons d'autres preuves que les lignes suivantes :

« Il est, dit Wecker[1], une maladie de la conjonctive qui gagne fréquemment la muqueuse des voies lacrymales, c'est l'ophtalmie granuleuse. » « La conjonctivite granuleuse, affirme Galezowski, et les ophtalmies sont fréquemment suivies d'une inflammation (des voies lacrymales) de même nature. » « Enfin, écrit Lannelongue[2], l'ophtalmie granuleuse, dont la propagation se fait fréquemment par les voies lacrymales, est d'autant plus à redouter que c'est surtout elle qui a pour conséquence ces oblitérations des canaux contre lesquelles la thérapeutique n'a malheureusement que fort peu de puissance. »

Les inflammations chroniques de la membrane de Schneider se transmettent dans bien des cas à la muqueuse des voies lacrymales. Relatons une idée nouvellement émise par Abadie, d'après laquelle la présence de vieux chicots à la mâchoire supérieure serait capable de donner naissance à des ostéo-périostites chroniques contribuant à la production de la tumeur lacrymale.

Nous terminerons enfin cette étude étiologique en disant que Badal a cru devoir attribuer la dacryocystite chronique à des troubles de la réfraction, et plus particulièrement à l'hypermétropie ; que Galezowski l'a rapportée à une alcalinité exagérée des larmes, et que Demours et Jourdan ne rejettent pas l'influence des modifications subies par certains flux normaux ou pathologiques, tels que la dysménorrhée, l'aménorrhée, la suppression d'un flux hémorrhoïdal ou celle d'un coryza. C'était aussi l'opinion de A. Paré, quand il soutenait que l'écoulement menstruel est en rapport avec l'écoulement des larmes.

---

[1] Wecker ; *loc. cit.*
[2] Lannelongue ; Dict. de Méd. et de Chir. prat., tom. XX, pag. 34.

PATHOGÉNIE.

Toutes les causes citées dans le précédent chapitre agissent incontesta-blement; mais l'essentiel est maintenant de savoir quel est leur mode d'ac-tion; comment, sous leur influence, nous voyons apparaître la dacryocys-tite chronique, la tumeur et la fistule lacrymales. S'il nous était possible d'élucider cette question, nous n'aurions plus de peine à poser la véri-table indication du traitement, et nous pourrions dès lors espérer d'ar-river à une guérison certaine de ces affections. Mais c'est ici justement que les opinions sont contradictoires, et, si nous nous mettons dans un camp, nous trouverons dans l'autre des hommes dont l'autorité médicale devrait suffire à nous convaincre. Aidé néanmoins des assertions de leurs con-tradicteurs et des aveux qui semblent leur échapper à eux-mêmes dans leurs propres écrits, nous essayerons d'exprimer modestement notre manière de voir.

« Un polype, une exostose, dit Sédillot[1], peuvent amener l'oblitération du canal nasal, intercepter le cours des larmes et causer une tumeur lacrymale ; mais, dans la très grande majorité des cas, cette coarctation est d'origine inflammatoire. »

Or, ces productions morbides elles-mêmes, nous déclare Fano, alors même qu'elles sont accompagnées de tumeur du sac, ce qui est loin d'être fréquent, n'agissent qu'autant qu'elles donnent lieu à une phlegmasie du canal lacrymo-nasal et non d'une manière mécanique. C'est en effet une remarque capitale à faire que, dans l'étude pathogénique de cette maladie, l'on a trop souvent accordé au rétrécissement du canal un rôle prépon-dérant, sans s'inquiéter suffisamment de la façon dont il avait été lui-même formé.

Sans vouloir nous attarder à prouver l'opinion de Mackensie, d'après laquelle, dans les cas même de lésions osseuses, l'inflammation, partie

---

[1] Sedillot ; Tr. méd. opérat. pag. 126.

primitivement de la muqueuse, s'est propagée au périoste et à l'os, voici, d'après nous, quelle est habituellement la marche naturelle des choses.

La muqueuse des voies lacrymales, du sac en particulier, devient, soit primitivement, soit consécutivement, par continuité ou contiguïté de tissus, le siège d'une inflammation chronique. Cette muqueuse, comme toute muqueuse enflammée, se boursoufle, s'épaissit, et naturellement le calibre du conduit qu'elle tapisse se rétrécit alors. En outre, ses glandules sécrètent en plus grande abondance, leurs produits de sécrétion deviennent plus consistants, s'accumulent et séjournent dans la partie du chemin la plus dilatée et la plus dilatable, formant ainsi au grand angle de l'œil une tumeur apparente. Que les larmes se trouvent mêlées souvent à ces mucosités, le fait n'est pas douteux ; mais elles y sont en quantité relativement minime, et ce n'est surtout point à leur présence qu'il faut remonter pour expliquer l'inflammation.

Il ne nous paraît donc pas nécessaire de n'admettre, avec J.-L. Petit [1], l'inflammation du sac que chez les individus qui, ayant les larmes âcres et ne pouvant comprimer la tumeur pendant la nuit, ne peuvent ainsi éloigner la cause de l'inflammation.

Ouvrons maintenant les classiques, et voyons ce qu'ils ont écrit sur la pathogénie du rétrécissement. Pour Wecker[2], « l'altération survenue dans la quantité et la qualité du produit de sécrétion des voies lacrymales et le gonflement de leur muqueuse suffisent amplement pour expliquer la rétention des liquides qui survient dans le catarrhe simple. L'évacuation du sac lacrymal se fait de moins en moins complètement et cesse enfin de s'effectuer spontanément. Lannelongue[3] dit : « L'inflammation, une fois produite, entraîne à sa suite des rétrécissements qui entretiennent indéfiniment la maladie et la ramènent à la moindre occasion. » Galezowski [4] admet que « les rétrécissements et l'obstruction sont consécutifs au gon-

---

[1] J.-L. Petit ; Traité des maladies chirurg., tom. I, pag. 334.
[2] Wecker ; loc. cit., pag. 878.
[3] Lannelongue ; loc. cit., pag. 34.
[4] Galezowski ; Traité des maladies des yeux, pag. 132

flement de la muqueuse de ces cavités ». — Un peu plus loin il ajoute : « Le plus souvent le rétrécissement est produit par une inflammation catarrhale de la muqueuse qui tapisse tous les organes excréteurs de larmes. » D'après Sichel[1], « l'obstruction du conduit nasal, variable quant à son degré, est toujours causée par un simple gonflement ou boursouflement de la muqueuse souvent granulaire, dû à sa phlegmasie chronique. Il ne devient organique qu'après une durée plus ou moins longue ou quand les méthodes chirurgicales trop vulnérantes, telles que la désobstruction du canal avec un instrument pointu, son cathétérisme par les fosses nasales, ont déchiré sa muqueuse. » Demours[2] reconnaît que « dans le plus grand nombre des cas, peut-être presque toujours, l'obstacle qui s'oppose au passage des larmes est la phlegmasie chronique d'un ou de plusieurs points de la longueur du conduit, et le rétrécissement de son calibre qui est un effet nécessaire de cette phlogose locale. » Au dire de Delpech[3], « l'inflammation et l'ulcération scrofuleuses du sac lacrymal sont souvent la cause immédiate de l'engorgement des parois du canal nasal et de l'altération de ses fonctions, et la phlegmasie catarrhale est souvent à son tour l'occasion du développement de ces lésions organiques. Percival Pott[4] avoue que la membrane qui tapisse les voies lacrymales, comme toutes les autres membranes vasculeuses, est sujette à s'enflammer; d'où il arrive souvent qu'elle s'épaissit au point d'obstruer le canal nasal et d'empêcher par là, en grande partie ou totalement, qu'il y puisse rien passer. Terminons enfin par les paroles d'Abadie[5], déclarant que les rétrécissements du canal nasal sont, dans la grande majorité des cas, consécutifs à une inflammation de la fibro-muqueuse qui tapisse ce conduit.

On nous pardonnera sans doute cette longue liste de citations ; mais nous avons pensé ne devoir mieux faire que d'étayer par l'expression des

---

[1] Sichel ; Iconographie, pag. 678.

[2] Demours ; Traité des maladies des yeux, pag. 134.

[3] Delpech ; Préc. élém. des mal. réput. chirurg., tom. I, pag. 514.

[4] Percival Pott ; Œuvres chirurg., pag. 220.

[5] Abadie ; Traité des maladies des yeux, tom. I, pag. 37.

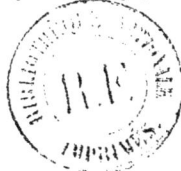

3

propres paroles des Maîtres notre opinion sur l'origine primitivement inflammatoire du rétrécissement du canal nasal. Ce rétrécissement et l'accumulation consécutive des larmes sont-ils bien tout dans la production de la tumeur lacrymale ? Ce n'est point notre avis, et nous devons revenir, pour la mieux prouver, sur cette idée exprimée plus haut, qu'il fallait tenir compte d'autres éléments pour expliquer son développement. Notre assertion sera confirmée par l'énoncé des propositions suivantes, démontrées par l'anatomo-pathologie et la clinique, et que nous empruntons à Fano [1].

« 1° Il peut exister un rétrécissement du canal nasal sans qu'il y ait tumeur ni fistule du sac.» Béraud en rapporte un cas dans les *Archives générales de Médecine*, et Fano dit avoir observé un grand nombre de malades où cette imperméabilité du canal n'avait pas entraîné la formation d'une tumeur.

» 2° Il peut y avoir une tumeur et même une fistule du sac alors que le canal nasal est resté très perméable, alors même qu'il est dilaté.» Auzias Turenne et Fano en relatent des observations.

» 3° Il peut y avoir une tumeur et une fistule lacrymales alors que le canal nasal est oblitéré, alors que l'embouchure des conduits lacrymaux dans le sac est oblitéré également. » Cette proposition est démontrée par deux autopsies dont l'une est due à Béraud, l'autre à Velpeau.

A ces preuves, il nous suffira d'ajouter les paroles de Jourdan [2], s'insurgeant contre cette idée que l'oblitération et l'engouement du canal sont les deux seules causes de la tumeur lacrymale. « Cette opinion, dit-il, est erronée en ce que, dans une multitude de cas, on a confondu l'effet avec la cause, de sorte qu'on s'est attaché à combattre l'un sans chercher à détruire l'autre, ce qui faisait échouer le traitement. »

En résumé, la dacryocyscite chronique se développe parfois sous une influence diathésique, soit primitivement, soit par propagation d'une inflammation de voisinage à la muqueuse des voies lacrymales; le rétrécissement,

---

[1] Fano ; Traité prat. des maladies des yeux, tom. I, pag. 278 et suiv.
[2] Jourdan ; Dict. des Sciences médic. Paris, 1816, tom. XV, pag. 582.

quand il existe, est habituellement le résultat de cette inflammation. Il ne suffit pas à expliquer par le simple obstacle au cours des larmes la formation de la tumeur. Celle-ci doit surtout être attribuée à l'accumulation dans le sac des produits de sécrétion dus à la phlegmasie chronique de la membrane qui tapisse sa cavité.

ANATOMIE PATHOLOGIQUE.

Les malades ne succombent pas aux affections qui nous occupent ; d'où il suit que l'on a très rarement l'occasion de les étudier à l'autopsie. On connaît donc très imparfaitement les désordres anatomiques qu'elles entraînent ; aussi serons-nous très bref sur ce chapitre. Nous examinerons successivement les produits sécrétés, les lésions du sac, l'état du canal nasal. Le liquide sécrété varie d'aspect non seulement chez des individus différents, mais parfois du jour au lendemain chez le même malade. Il est blanc laiteux, jaunâtre, quelquefois jaune verdâtre ; dans certains cas, il est trouble, chargé de flocons ou de dépôts blanchâtres d'aspect rubané, que l'on a comparés à du vermicelle cuit. Cette sécrétion, pour Wecker, est toujours d'origine muqueuse et ne renferme jamais de cellules de pus, tandis qu'Abadie la considère comme pouvant être du pus véritable. Souvent sans odeur, elle en acquiert une repoussante quand elle est ancienne. La muqueuse du sac peut paraître indemne. Il est plus fréquent de la trouver parsemée de plaques rouges non ulcérées (Janin), tapissée de villosités, de végétations polypiformes, et même de granulations véritables (Wecker) ; ou bien, à une époque avancée, on la rencontre épaissie, molle, lardacée, tomenteuse et friable.

La muqueuse du canal participe à ces désordres, et, s'il faut en croire certains auteurs, son calibre serait diminué mais non complètement oblitéré. « La pratique journalière, dit Demours [1], m'avait appris que le conduit nasal perd de son diamètre par l'épaississement de ses mem-

---

[1] Demours ; Traité des maladies des yeux, tom. I, pag. 136.

branes, mais qu'il ne s'oblitère pas. » Galezowski déclare n'avoir jamais rencontré ces obstructions infranchissables dont on a tant parlé. Richter pense de même, et Wecker[1] va jusqu'à supposer qu'il s'opère pendant la dilatation du sac un rétablissement de la perméabilité du canal. Les paroles suivantes de Bichat[2] nous expliqueraient cette absence d'oblitération. « Non seulement, dit-il, les tubes muqueux ne s'oblitèrent pas lorsqu'ils sont vides, mais, même étant enflammés, ils ne contractent jamais d'adhérences de leurs parois, comme cela arrive si souvent dans les cavités séreuses, dans le tissu cellulaire, etc. » Nous croyons à cette persistance habituelle du canal, ce qui ne nous empêche pas d'admettre la possibilité de certains rétrécissements organiques dont rien ne peut triompher.

Signalons, à la fin de cet aperçu d'anatomie pathologique, deux variétés de tumeur lacrymale : le mucocèle et la varice du sac. Le mucocèle existe lorsque, les canalicules lacrymaux et le canal nasal étant oblitérés, le liquide est comme enkysté et ne peut refluer par la pression. Schmidt a désigné sous le nom de *varix sacci lacrymalis* cette variété de tumeur dans laquelle les téguments sont amincis et présentent une teinte bleuâtre.

SYMPTOMATOLOGIE.

La maladie débute habituellement par du larmoiement. Les larmes s'accumulent vers la caroncule, sur le bord libre des paupières, et tombent sur la joue. Cet épiphora varie suivant certaines influences : une vive lumière, un temps froid et humide, le vent, la poussière, l'augmentent. Le malade éprouve des picotements continuels au grand angle de l'œil, la vue se fatigue aisément ; il peut même y avoir de la photophobie (Abadie). La narine correspondante est sèche et l'on observe parfois des troubles de l'odorat (Nélaton), des douleurs névralgiques (Abadie). Plus tard on voit apparaître, le plus souvent au-dessous du tendon de l'orbi-

[1] Wecker ; *loc. cit.*, pag. 879.
[2] Bichat : Anat. génér., 2e part. pag. 470.

culaire, un gonflement d'abord peu appréciable, mais qui s'accroît insensiblement et présente les caractères d'une tumeur arrondie, oblongue ou étranglée par le tendon que nous venons de nommer. Elle est indolente, circonscrite, molle, fluctuante, sans augmentation de chaleur naturelle et sans changement de couleur à la peau. La pression fait refluer son contenu par les points lacrymaux ou par le canal nasal. Son volume, variable depuis celui d'un petit pois jusqu'à celui d'une noix, serait moindre au réveil (Saint-Yves, Demours, Velpeau, Béraud), plus prononcé après le repas (Mackensie) et chez la femme pendant la période menstruelle. Il n'est pas rare d'observer en même temps de la blépharite ciliaire, de l'injection de la caroncule, de ces conjonctivites lacrymales de Galezowski, et de ces kératites qui, même superficielles, rendent toujours dangereuses les opérations de la cornée (Abadie).

A mesure que la tumeur augmente et se vide moins facilement, le malade éprouve une sensation pénible de tension et des tiraillements douloureux. Mackensie, Warlomont et Lannelongue ont admis une marche fatale de la maladie, d'après laquelle on la verrait invariablement passer par les cinq périodes distinctes de larmoiement, de blennorrhée, d'abcès, de fistule et de carie. Mais Nélaton refuse cette division, attendu qu'aucun de ces phénomènes n'est constant. Il paraît même démontré que la guérison peut être spontanée ou obtenue à la suite d'une poussée aiguë. Le plus souvent néanmoins, il faut bien le reconnaître, la marche de la maladie est excessivement lente, les récidives communes et les complications trop fréquentes.

DIAGNOSTIC.

La présence, au grand angle de l'œil, d'une tumeur circonscrite, molle, fluctuante, sans douleur vive, sans rougeur ni chaleur, et dont la pression fait refluer le contenu par les points lacrymaux ou le canal nasal, seront de bons éléments de diagnostic.

Demours[1] prétend qu'il est excessivement rare de rencontrer en ce point une tumeur qui n'ait pas son siège dans le sac lacrymal.

[1] Demours ; *loc. cit.*, pag. 202.

On peut néanmoins se trouver embarrassé sur sa nature, et l'on aura dans les antécédents du malade, la marche de la maladie, l'exploration des régions voisines, et surtout dans les injections, d'excellents moyens d'investigation.

Le mucocèle pourrait être plus aisément confondu avec des kystes sébacés, des exostoses, des gommes syphilitiques, des kystes, des tumeurs quelconques développées dans l'intérieur du sac ou en dehors de lui. Mais le mucocèle ne se forme guère d'emblée, et il aura présenté à une certaine époque les caractères de la véritable tumeur lacrymale. Nous ne dirons rien de l'érysipèle, du furoncle, etc., qui ne sauraient être confondus avec les états chroniques, qui seuls nous occupent.

PRONOSTIC.

La tumeur et la fistule lacrymales ne sont pas des affections qui compromettent la vie du malade, mais elles constituent une difformité et une infirmité désagréables. Le larmoiement qui les accompagne est pénible. Les malades sont constamment exposés à des poussées d'inflammation aiguë de ce côté, à des caries, à des nécroses, et, s'il existe un trajet fistuleux, à des érysipèles répétés. Le pronostic s'aggrave encore de la longueur interminable du traitement et de la difficulté d'obtenir, malgré les nombreux moyens proposés, un résultat satisfaisant.

Demours prétend que les plus rebelles des affections de ce genre sont celles qui se développent chez les enfants ; celles surtout qui sont occasionnées par le vice scrofuleux. Dans ce cas [1], « livrée à elle-même, la maladie peut faire des progrès considérables et dégrader la face d'une manière hideuse.».

Les choses ne se passent heureusement pas toujours ainsi : certains malades, principalement avant l'apparition de la fistule, supportent assez facilement leur mal et ne songent même pas à consulter le médecin. Quant

[1] Demours ; loc. cit., pag. 516.

à ceux qui viennent demander notre intervention, nous devons la leur donner, car il nous est permis d'espérer de les soulager et même de les guérir

TRAITEMENT.

Nous ne voulons rien dire de la compression de la tumeur lacrymale à l'aide de pelotes ou autres instruments, recommandée surtout par les Arabes, et nous commencerons l'étude du traitement par l'examen de trois grandes méthodes plus généralement employées de nos jours.

La première se propose de rétablir les voies naturelles ;

La seconde, de créer des voies nouvelles ;

La troisième, de supprimer la source des larmes.

I. — RÉTABLIR LES VOIES NATURELLES.

Partant de cette idée théorique, défendue par J.-L. Petit, que les voies lacrymales ne sont qu'une machine hydraulique dans laquelle le rétrécissement du canal nasal est la cause principale opposée à son bon fonctionnement, les chirurgiens se sont évertués à vouloir, par-dessus toutes choses, rendre à ces voies leur perméabilité ; et certes, s'il est une méthode de traitement qui ait excité l'imagination des opérateurs, c'est bien celle dont nous parlons. Le nombre des procédés, des instruments, souvent très ingénieux, est considérable, et l'on peut dire que chaque auteur a voulu créer son moyen, parfois de toutes pièces, plus souvent en en modifiant un déjà connu. Nous n'avons pas la prétention de vouloir décrire tous ces procédés ; nous nous contenterons d'indiquer les principaux.

Pour rétablir les voies lacrymales, on a proposé tour à tour : la désobstruction, la dilatation, et la cautérisation.

A. *Désobstruction.* — On a tenté la désobstruction du canal nasal par le cathétérisme ou par les injections.

1° Le cathétérisme a été pour la première fois utilisé par Anel, en 1712. Cet auteur se servait d'un fin stylet introduit par le point lacrymal supérieur ou inférieur. On a voulu lui enlever le mérite de l'invention, et l'on a avancé qu'un certain Caïus Julius, cité par Pline le Jeune, guérissait quelques maladies avec des stylets introduits dans l'œil. Valsalva, d'après Morgagni, revendique l'honneur de ce cette méthode, et déjà Stahl, en 1702, aurait introduit des cordes à violon dans les points lacrymaux.

En 1739, Laforest imagine de pénétrer dans le canal nasal par son orifice inférieur et invente à cet effet des sondes métalliques à courbure spéciale. Gensoul prit l'empreinte du canal et fit construire des sondes munies d'un pavillon et exactement moulées sur la forme de ce conduit. Verpillat se servit de sondes en gomme armées d'un mandrin ; celles de Spirondi étaient en métal aux deux extrémités, en gomme élastique à leur partie moyenne.

2° Les injections furent également préconisées par Anel. Il les faisait à l'aide de sa seringue, dont il introduisait la canule dans les points lacrymaux. Saint-Yves et Heister se servirent des orifices fistuleux préexistants Laforest, Champion, Briot, Chassaignac, utilisèrent la voie nasale. Verneuil ponctionna la paroi antérieure du sac avec l'aiguille de Pravaz et combina la ponction avec l'aspiration. Fano est l'inventeur d'un appareil à pompe communiquant avec une canule capillaire pouvant être maintenue dans le sac tout le temps voulu.

Citons encore, au nombre des procédés de désobstruction, ce conseil de gymnastique physiologique donné aux malades par Mackensie, Warlomont et Wecker.

« On doit dans tous les cas, dit Warlomont [1], conseiller au malade de se moucher souvent, puis d'essayer immédiatement après de vider le sac par le bas de la narine... Il reniflera souvent et, en fermant de temps en temps la bouche et les narines, exécutera de fortes inspirations, afin d'aspirer l'air qui se trouve dans la narine et le canal nasal qui vient s'y ouvrir, et par conséquent d'attirer au dehors ce qu'ils contiennent. »

[1] Warlomont ; *loc. cit.*, pag. 57.

B. La *dilatation des voies lacrymales* est encore un procédé employé sous différentes formes pour rendre à ces voies leur perméabilité. Cette dilatation, qui se fait par la route naturelle ou par une ouverture accidentelle, peut être temporaire, progressive ou permanente.

1° *Dilatation par les voies naturelles.*—Méjean (de Montpellier) introduisait par le point lacrymal supérieur, jusqu'au plancher des fosses nasales, un stylet aiguillé. Un fil y était passé et devait entraîner une mèche.

Pour ne plus être exposé à déchirer les points lacrymaux, Guérin (de Lyon) substitua au fil conducteur un séton formé par plusieurs brins de charpie. Palluci remplaça ie stylet par une sonde creuse en or flexible dans laquelle on introduisait une corde à boyau que le malade chassait en se mouchant.

Cabanis inventa ses deux palettes superposées, percillées de troûs, qui, introduites dans les fosses nasales, étaient appelées à saisir plus sûrement et plus solidement le stylet. A la tente de Méjean, il préférait un bout de sonde flexible.

Critchett renonça également à la mèche et recourut à l'introduction de tiges de laminaria, qu'il laissait se gonfler au-dessus et au-dessous du point rétréci, et auxquelles il substituait d'autres bougies de laminaire rendues imperméables par un vernis, excepté sur le point correspondant au rétrécissement.

Williams (de Cincinnati) passait des sondes par le canal nasal et les remplaçait après quelques minutes par un stylet conique assez long pour que l'une de ses extrémités reposât sur le plancher des fosses nasales, tandis que l'autre, recourbée en crochet, était fixée dans l'angle interne de l'œil.

2° La *dilatation par une ouverture artificielle*, ou *dacryocystotomie*, a trouvé dans la personne de J.-L. Petit son véritable fondateur. Ce chirurgien ouvrait la paroi antérieure du sac et introduisait sur une sonde cannelée des tentes ou des bougies laissées en place plus ou moins longtemps. Pour pouvoir se passer de la sonde, il inventa son bistouri cannelé, mais il lui en fallait un pour chaque côté.

4

Pouteau, voulant éviter une cicatrice visible, fit l'incision sous-cutanée du sac entre le bord palpébral et la caroncule lacrymale.

Desault, pour son opération, n'avait pas moins de cinq objets différents.

Fournier (de Lempdes) attachait au fil un plomb destiné à l'entraîner au dehors quand le malade se penchait en avant.

Pamard (d'Avignon) et Girard, après avoir introduit une canule, y faisaient passer un ressort de montre susceptible d'être armé d'un fil.

Monro introduisait une sonde par le point lacrymal inférieur jusque dans le sac, pour tendre sa paroi et faciliter son incision. Par cette voie, il poussait dans le canal nasal une alène de cordonnier et forçait le rétrécissement. Jurine se servait d'un trocart en or et du ressort de Pamard. Manec faisait le cathétérisme de bas en haut avec une sonde à dard qui lui servait à percer la paroi du sac de dedans en dehors et à introduire un fil dans la même direction.

Scarpa enfonçait dans le canal un clou de plomb à tête, qu'il appela conducteur des larmes. Ware préféra un clou en argent et Deval revint aux clous de plomb, attribuant à ce métal une action astringente.

Beer passait à travers une incision faite au sac une sonde en baleine, puis des cordes à boyau de plus en plus grosses.

Dubois (de Bordeaux) imprégnait ces cordes de nitrate d'argent, et Weller, qui adopta le procédé de Beer, laissait ensuite une bougie de plomb à demeure. Sichel, imitant ce dernier quant au reste, cautérisait le canal à l'aide de son porte-caustique, pour en venir finalement au clou de Scarpa.

La fameuse canule de Dupuytren est peut-être un des moyens qui, dans un temps, a obtenu le plus de vogue. Au dire de certains auteurs, cet illustre chirurgien n'aurait pas eu le mérite de l'invention ; mais si Foubert, Lafaye et Pellier s'en sont servis avant lui, à lui seul revient le mérite d'en avoir vulgarisé l'emploi.

Delpech, après avoir ouvert le sac, plaçait une canule à demeure et laissait cicatriser la plaie.

Richet agit de même, mais au lieu d'une canule il se sert d'un clou dont la tête est percée à jour. Ce clou n'est d'ailleurs qu'une modification de celui proposé par Malgaigne.

Nous ne devons pas clore cette interminable énumération sans parler des procédés qui semblent, de nos jours, être le plus en honneur. Bowman et Weber ont certainement fait entrer la méthode de dilatation dans une nouvelle phase, en faisant précéder le cathétérisme de l'incision des conduits lacrymaux. Le premier, à l'aide de ses stylets cylindriques, cherche à obtenir une dilatation lente et progressive. Le second, avec ses sondes coniques, se propose de forcer d'un seul coup le rétrécissement.

Un mot enfin sur la stricturotomie, ou débridement de la portion rétrécie du canal. Conseillé par Malgaigne, pratiqué par Gerdy, ce procédé a été perfectionné par Jœsche (de Moscou) et Stilling (de Cassel). Ce dernier auteur suppose dans le canal l'existence de fibres musculaires situées sous la muqueuse. Ces fibres, une fois sectionnées, se rétractent, et par l'effet de leur rétraction rendent au conduit sa perméabilité. Aussi lorsque, avec son couteau spécial, on vient de pratiquer des débridements multiples, s'oppose-t-il à l'introduction d'une bougie capable d'amener la suppuration et par suite la formation d'un tissu inodulaire.

C. *Cautérisation.* — Dans le but de rétablir le cours naturel des larmes, on s'est encore servi de la cautérisation, et divers procédés de dilatation ont été utilisés pour l'application des caustiques.

Harveng cautérisa de haut en bas, soit avec le cautère actuel, soit avec des sondes porte-caustiques.

Gensoul fit fabriquer de ces porte-caustiques sur le modèle des sondes de Laforest et suivit la voie nasale. Bermond enduisait un séton d'une pâte escharotique et l'introduisait d'après le procédé de Méjean. D'autres chirurgiens ouvraient largement le sac et faisaient pénétrer une mèche enduite de nitrate d'argent ou un cautère rougi au feu ayant la forme du canal. Pour ne pas brûler la plaie, ils passaient préalablement une canule jusqu'au point rétréci.

Desmarres père remplaça cette canule par deux larges érignes qui servent à écarter les lèvres de la plaie, au moment où il introduit un petit cautère rougi à la lampe.

Deslande sonde le canal avec un mandrin avant d'engager son porte-caustique composé de deux tiges parallèles et courbes, dans l'intervalle desquelles on fait fondre et couler le caustique. Il tourne alors à plusieurs reprises cet instrument sur son axe, atteignant ainsi tous les points de la circonférence du canal.

Quelques opérateurs, après avoir pris l'empreinte du rétrécissement et bien déterminé son siège, y conduisent une sonde creuse et glissent un stylet terminé par une cuvette chargée d'un caustique. Un bouton permet de la faire saillir lorsqu'on se croit sur le point rétréci.

Appréciation. — Le stylet d'Anel, trop délié, ploie à la moindre résistance et peut amener des fausses routes. Quant à l'introduction répétée de sa seringue [1], « elle occasionne souvent une inflammation considérable de l'œil et des paupières ». La manœuvre en est difficile pour le chirurgien, pénible pour le malade (Vidal) ; la pointe de sa canule peut déchirer la muqueuse, l'injection passer dans le tissu cellulaire et l'enflammer (Galezowski).

On doit cependant retenir le procédé opératoire non plus comme moyen mécanique, mais pour servir à la pratique des injections modificatrices (Vidal, Fano).

La méthode de Laforest est fort peu pratique, même sur le cadavre, et, au dire de Malgaigne, il est arrivé à Morgagni de ne pouvoir découvrir l'orifice inférieur du canal nasal qu'après avoir introduit un stylet de haut en bas. Aussi, dans la recherche pénible de cet orifice, est-on exposé à produire des désordres tels que des déchirures de la muqueuse, des fractures du cornet inférieur. L'idée de cette méthode, dit Tillaux, n'a pu être inspirée que par l'amour des obstacles.

Le procédé de Méjean et ses dérivés sont d'une exécution difficile. Il n'est pas commode de faire pénétrer le stylet et surtout de le faire ressortir par le nez, malgré les nombreux moyens inventés à cet effet.

Nélaton considère le procédé de J.-L. Petit comme à peu près abandonné de nos jours, et trouve inutile de s'y arrêter longtemps.

Les tiges de laminaria de Critchett, poussées dans le canal, sont déjà

---

[1] Jourdan ; *loc. cit.*, pag. 592.

très difficiles à retirer dix minutes après leur introduction, si ce n'est en y mettant beaucoup de force, ce qui n'est pas sans inconvénient. Cette manœuvre a causé chez plusieurs malades un écoulement de sang abondant.

La canule de Dupuytren, jadis en grande vogue, ne compte guère plus de partisans. C'est qu'en effet elle peut occasionner des accidents multiples. Son introduction forcée a fait maintes fois faire des fausses routes. On l'a vue quelquefois, après plusieurs années de séjour, pénétrer dans le sinus maxillaire, traverser la voûte palatine, tomber dans la trachée, produire des inflammations, et les individus qui en étaient porteurs présentaient assez fréquemment des polypes des voies lacrymales, plus rares de nos jours. D'ailleurs, elle s'engorge à la longue et s'incruste de sels calcaires. Son mode d'action doit donc être plutôt ramené à celui des clous et des stylets, qui, pour certains auteurs, agiraient surtout en produisant par leur présence une irritation, une compression modificatrice de la muqueuse chroniquement enflammée.

L'emploi des sondes de Bowman n'est pas exempt de danger. « La carie et la nécrose, dit Galezowski [1], surviennent souvent à la suite de ce cathétérisme pratiqué sans précautions et surtout lorsque des mains inhabiles ont fait prendre une fausse route à l'instrument en l'engageant entre le périoste et l'os. » Il avoue qu'il existe des malades tellement nerveux et irritables qu'ils tombent en syncope après chaque séance ou éprouvent de véritables attaques de nerfs. La durée du traitement est habituellement fort longue. Quand il ne survient pas de complications, il faut compter un mois ou six semaines. Galezowski a rencontré des larmoiements excessivement rebelles qui ont demandé de quatre à six mois de traitement.

« Le larmoiement disparaît, dit Abadie [2], le malade se croit guéri et demande à cesser l'usage des sondes ; mais il faut se garder de prendre ce résultat pour une véritable et solide guérison. »

« Les malades ainsi traités, dit Lannelongue [3], sont améliorés assez

---

[1] Galezowski ; *loc. cit.*, pag. 132.
[2] Abadie ; *loc. cit.*, pag. 51.
[3] Lannelongue ; *loc. cit.*, pag. 44.

rapidement, mais la récidive est fréquente et assez souvent le larmoiement persiste. »

Weber a attiré l'attention sur l'insuffisance de ce traitement et sur les
rechutes auxquelles il expose les malades. Mais malheureusement le procédé qu'il propose n'est pas exempt de tout reproche.

« Non seulement, affirme Wecker [1], l'introduction de ces fortes sondes
devient une source directe d'irritation, mais encore, après avoir en apparence forcé le rétrécissement, elles déterminent dans beaucoup de cas la
formation d'un obstacle invincible. »

Quant à la stricturotomie de Stilling, Galezowski [2] ne pense pas qu'elle
puisse se généraliser; et d'ailleurs, comme le fait remarquer Lannelongue,
le tissu de cicatrice sera toujours un tissu rétractile.

Quoi qu'il en soit des inconvénients particuliers à chacun de ces procédés, ce qui nous semble bien démontré, c'est que même les plus vantés
ne procurent guère qu'une amélioration passagère, le rétrécissement contre
lequel on lutte ayant toujours de la tendance à se reformer.

« De l'étude attentive de bon nombre de sujets, dit Gosselin [3], qui
avaient été traités d'obstruction du canal nasal avec catarrhe du sac, il
m'est resté cette opinion que l'obstruction ne disparaît pas ou ne disparaît
que passagèrement. »

Warlomont n'est pas moins explicite : « Quand les rétrécissements ont
été vaincus une première fois, soit par la patience, soit par la force, il
arrive parfois que, malgré le traitement le plus soutenu, ils se reforment
sans cesse. »

Voilà pourquoi ce que Delpech écrivait au commencement du siècle
est encore vrai de nos jours : « La difficulté de ce traitement, disait-il [4],
consiste à dilater solidement le canal, et c'est ce que l'art n'est point par-
venu à faire, par la raison sans doute que l'on ne connaît point le carac-
tère de son rétrécissement, que l'on ne peut pas lui opposer un traitement

[1] Wecker; *loc. cit.*, pag. 887.
[2] Galezowski ; *loc. cit.*, pag 145.
[3] Gosselin ; Clinique chirurg. de la Charité, tom. II, pag. 317.
[4] Delpech; *loc. cit.*, pag. 326.

méthodique et que la dilatation mécanique est un procédé purement empirique, dont l'insuccès ne doit avoir rien d'étonnant pour des esprits exacts. Nous avons vu la dilatation du canal nasal entretenue pendant un an, dix-huit mois, deux ans, par l'interposition de divers corps étrangers, et suivie cependant d'une récidive. Des praticiens irréprochables ont avoué qu'ils n'avaient obtenu une guérison solide que dans les cas où, par mégarde, ils avaient amplement détruit la gouttière lacrymale, qu'il devait y avoir quelque chose d'inconnu dans cette maladie et qu'il n'était pas au pouvoir de l'art de combattre par des moyens mécaniques. »

II. — Établir des voies nouvelles.

Pour rendre aux larmes et au muco-pus accumulés dans le sac le libre écoulement auquel s'oppose l'obstruction du canal, on a songé à leur créer une route artificielle. Le plus généralement, c'est à travers l'unguis que l'on tente de la frayer.

Cette méthode n'est pas nouvelle. Celse, Archigénès, Aétius et Paul d'Égine perforaient l'unguis pour forcer les larmes et l'humeur morbide à passer par le nez. Woolhouse chercha à remettre ce procédé en honneur. A cet effet, il perçait l'unguis avec une tige pointue et plaçait dans l'orifice une canule à demeure. Hunter, dans le dessein de produire une perte de substance, fit construire son emporte-pièce semblable à celui des selliers. Monro agissait d'une façon analogue. Dionis se proposait d'exfolier l'unguis avec le cautère actuel, et de la Faye, son annotateur, voulait qu'avec le même agent on brise cet os et que l'on perce la membrane interne qui le touche. Scarpa voyait dans l'application du feu le seul moyen de produire une perte de substance durable. Plus près de nous, Reybard, Demarquay, Foltz et Giraud-Teulon se sont efforcés de donner un nouvel élan à cette méthode.

L'appareil de Reybard peut être facilement comparé à une sorte de tréphine ; celui de Foltz est une pince emporte-pièce dont la branche qui sert de support doit être conduite dans le méat moyen des fosses nasales.

Quelques chirurgiens ont essayé de suivre une voie différente. Saint-

Yves et Laugier ont ouvert la paroi externe du canal nasal et l'ont ainsi fait communiquer avec le sinus maxillaire.

Wathen, à l'aide d'un foret, crée un canal artificiel dans la direction du canal nasal et y place une canule à demeure. Monro, Dupuytren et Malgaigne ont parfois imité cette manière de faire.

Une des grandes difficultés apportées à cette méthode de traitement, c'est que la voie nouvellement créée a toujours de la tendance à se combler. Ceux qui ont eu recours à cette « entreprise séduisante, dit Abadie [1], n'ont jamais obtenu de succès durable ». Demours [2] en rapporte l'exemple suivant : M. Nicod, chirurgien en chef à l'hospice Beaujon, employe le procédé Hunter chez une jeune malade à laquelle il était uni par les liens de l'amitié. La malade se trouva dans un état satisfaisant pendant une année. M. Nicod nous apprend sans détour qu'après ce laps de temps une nouvelle tumeur lacrymale eut lieu. Wecker [3] pense que la perforation de l'unguis ne doit avoir aucune efficacité, et il trouve qu'on est en droit d'éprouver quelque surprise de voir reprendre cette vieille pratique.

Beer [4] déclare n'avoir pas été témoin d'un seul cas, soit dans sa pratique, soit parmi les malades qu'il a eu l'occasion de voir avec d'autres praticiens, où la perforation de l'unguis ait eu un heureux résultat. C'est qu'au contraire ce procédé ne semble pas toujours exempt de danger, et le même auteur cite le fait « d'un jeune garçon bien portant, opéré par un chirurgien très expérimenté, chez lequel l'opération fut suivie de la destruction de l'apophyse nasale du maxillaire supérieur, de l'un des os du nez et de tous les autres os contribuant à la formation de la communication de l'orbite dans le nez ».

Ce sont évidemment là des cas exceptionnels; mais ne doit-on pas redouter de produire de pareils désordres lorsque surtout on emploie l'instrument de Foltz, dont l'application, sans doute très pénible pour le

[1] Abadie; *loc. cit.,* tom. I, pag. 46 et 47.
[2] Demours ; *loc. cit.,* 235.
[3] Wecker ; *loc. cit.,* 915.
[4] Beer; Lehre von den Augen, B. II, pag. 182.

malade, doit être souverainement difficile pour le chirurgien. D'ailleurs, que ce soit le fer, que ce soit le feu, que ce soit l'un et l'autre à la fois, peu importe. «La réunion de ces deux manières de perforer l'unguis, dit Nicod, donnera pour résultats à ceux qui voudront la tenter une addition ou un total des graves inconvénients de ces deux méthodes surannées. »

III. — SUPPRIMER LA SOURCE DES LARMES.

Attribuant un rôle prépondérant, dans la formation des tumeurs lacrymales, à la rétention des larmes dans le sac par suite du rétrécissement ; fatigués d'autre part de voir combien il était difficile de rendre au canal sa perméabilité, quelques chirurgiens ont pensé que la meilleure pratique serait d'attaquer le mal dans ses origines, et ils ont proposé de supprimer la source des larmes. Ainsi devaient disparaître d'un seul coup la tumeur et l'épiphora qui l'accompagne.

Bernard[1], en 1843, préconisa l'extirpation de la glande lacrymale. Il vanta surtout cette opération comme complément de l'oblitération du sac pour faire cesser le larmoiement consécutif. Au dire de Fano, D.-J. Larrey l'aurait devancé dans cette voie et aurait le premier proposé cette méthode.

Ch. Textor père[2] la reprit ensuite, mais il paraîtrait que le succès ne répondit pas absolument à son attente, puisqu'il pratiqua l'extirpation de la glande chez un sujet atteint de fistule capillaire du sac, et que dix mois après la fistule persistait, bien que le larmoiement eût disparu.

De nos jours, Abadie[3] ne s'est pas montré trop hostile à l'emploi de ce moyen dans les cas rebelles, et il affirme « avoir fait disparaître ainsi des larmoiements extrêmement pénibles qui avaient résisté longtemps aux sondes, à la dilatation forcée et au couteau de Stilling».

Nous serions disposé à croire que la conjonctive et surtout la cornée ne peuvent guère bien supporter la privation de la majeure partie du

---

[1] Bernard ; Revue médicale, tom. III, 1843.

[2] Textor ; Annales d'oculistique, tom. XVIII, pag. 218

[3] Abadie ; *loc. cit.*, tom. X, pag. 47 et 54.

5

liquide qui les humecte normalement. Au reste, ne répugne-t-il pas d'en venir à des moyens aussi radicaux et d'entreprendre une opération qui n'est pas toujours innocente ?

« Elle est en effet assez souvent, dit Lannelongue [1], suivie de conjonctivite. Mais l'accident le plus redoutable, après le phlegmon de l'œil qu'on ne peut pas prévoir, c'est la chute de la paupière supérieure, qui persiste quand elle est le résultat d'une division de son muscle élévateur. »

INDICATION DU TRAITEMENT.

Nous pouvons nous convaincre, d'après l'étude des méthodes de traitement exposées dans les chapitres précédents, que celles mêmes qui jouissent de nos jours de la plus grande vogue n'aboutissent pas, dans bien des cas, à des résultats satisfaisants. Parfois l'on croit avoir à enregistrer un succès, le malade se croit guéri ; mais bientôt la tumeur se reforme, et ces récidives, malheureusement trop fréquentes, finissent par désespérer le patient et décourager le chirurgien. Pourquoi tous ces déboires, pourquoi ces insuccès nombreux? Cela tient, nous le répétons encore, à ce que l'on ne veut voir dans ces affections que des désordres mécaniques, et que l'on ne s'attache pas assez à remplir ce qui nous semble être la véritable indication thérapeutique. L'étiologie et la pathogénie nous ont démontré que la dacryocystite chronique naissait tantôt sous une influence diathésique, tantôt par propagation d'une inflammation de voisinage aux conduits des larmes. Nous avons admis, de plus, que cette inflammation contribuait dans une très large part à la formation de la tumeur, par l'accumulation des produits de sa sécrétion morbide, et que le rétrécissement du canal tant incriminé était sous sa dépendance. Dès lors l'indication ne s'impose-t-elle pas d'elle-même ? Il existe parfois un état diathésique ; nous ne devons pas le négliger. Nous sommes, de plus, en présence d'une inflammation chronique de la muqueuse des voies; nous devons nécessairement chercher

---

[1] Lannelongue ; *loc. cit.*, pag. 51.

à la modifier. Cette opinion d'ailleurs ne nous est pas propre, et bien des auteurs l'ont exprimée avant nous.

« Que faisons-nous, dit Gosselin [1], et que devons-nous faire, quand nous traitons une tumeur lacrymale ? Selon moi, nous modifions et nous devons chercher à modifier le catarrhe du sac. » «Celui qui cherche, affirme Beer [2], à rendre simplement au canal son diamètre naturel par des moyens mécaniques, ne remplit qu'une indication qui n'est pas la plus essentielle ; car, pour que le canal nasal puisse conserver son diamètre naturel, que les larmes et le mucus puissent descendre librement dans le nez, il faut d'abord modifier l'état morbide de la membrane muqueuse et rétablir l'état normal des organes excrétoires de l'appareil lacrymal, ce qu'on ne peut obtenir par aucun moyen mécanique.» Rognetta s'exprime en ces termes: «On ne voit communément dans la tumeur ou la fistule lacrymale qu'une symple affection mécanique. Le canal est bouché, dit-on, il faut le désobstruer : de là, des sondes, des canules, des sétons en permanence, etc. L'organisme a beau se révolter contre une pareille conduite par des réactions plus ou moins fâcheuses, par l'intolérance de ces moyens, par la reproduction presque constante de la maladie : on ferme les yeux, on se contente de regarder le mal comme rebelle et l'on continue la routine reçue. Cette pratique échoue presque constamment, et cela doit être ; c'est qu'elle ne tient aucun compte de l'état dynamique de la maladie. » Fano n'est pas moins explicite. Il dit, en parlant de la cautérisation : «Cette méthode mérite une place dans la thérapeutique de la tumeur et de la fistule lacrymales, non point dans le but de combattre des rétrécissements imaginaires, mais pour modifier la vitalité de la muqueuse du canal lacrymo-nasal, pour tarir une sécrétion catarrhale ou purulente qui est le véritable point de départ de la maladie.

Certains chirurgiens sont tellement convaincus de la nécessité du traitement modificateur, qu'ils ont attribué les avantages retirés de la désobstruction et de la dilatation à une inflammation substitutive inconsciemment

---

[1] Gosselin ; loc. cit., pag. 322.
[2] Beer ; loc. cit., pag. 169 et 172.

obtenue par ceux qui avaient fait usage de ces méthodes. Gosselin[2] croit que les guérisons acquises dans ces conditions « ont été dues à ce que, sans le savoir ou sans le vouloir, les opérateurs ont tout simplement modifié le catarrhe du sac ». Le cathétérisme de Bowman lui-même lui paraît agir de cette manière. Demours considère que si l'eau des injections passe dans le nez après l'introduction du stylet de Méjean, c'est parce que « cette introduction opère une légère irritation qui change quelque chose à l'état du canal ».

Il ne nous suffit pas d'avoir posé les indications du traitement, nous devons encore étudier les divers moyens proposés pour les remplir, et rechercher si, parmi ces moyens, il en est un préférable aux autres qui nous permette d'atteindre plus sûrement le but que nous poursuivons.

Nous sommes ainsi conduit à nous occuper successivement du traitement médical, des injections modificatrices et de la cautérisation du sac.

I. — TRAITEMENT MÉDICAL.

Le traitement purement médical de la tumeur et de la fistule lacrymales présente à considérer deux éléments bien distincts : l'un qui s'adresse à l'état général diathésique quand il existe, l'autre qui combat l'état local. Le premier n'est certainement pas sans importance. Aussi Delpech[2] disait-il avec juste raison : « L'usage d'un régime et d'un traitement capables d'agir efficacement sur la diathèse (scrofuleuse) qui fait le fond de la maladie est la première condition essentielle à remplir. Le traitement local n'est jamais admissible qu'après ce préliminaire indispensable. » Ce qui est vrai pour la scrofule l'est aussi pour la syphilis et l'herpétisme, auxquels on opposera la série des moyens connus, que nous n'avons pas à signaler.

Pour combattre l'état local, on a tour à tour employé une foule de topiques : l'onguent ophtalmique de Janin (Scarpa), les onctions mercurielles, l'emplâtre stibié derrière l'oreille (Veller), les sangsues au-devant

[1] Gosselin; *loc. cit.*, pag. 324.
[2] Delpech; *loc. cit.*, pag. 516.

du sac (Lisfranc), la pommade à l'iodure de potassium, les badigeonnages à la teinture d'iode, l'électrisation (Mackensie), les fumigations par la narine (Louis, Vidal, Velpeau), ont été successivement préconisés. Certains auteurs ont même conseillé les scarifications de la muqueuse nasale correspondant à la tumeur. Dans le but de faire pénétrer jusque dans les voies certaines parcelles médicamenteuses, on a porté au grand angle de l'œil, dans le voisinage des points lacrymaux, diverses pommades ou collyres : la pommade au précipité rouge (Mackensie), au sulfate de cuivre (Warlomont), les collyres au nitrate d'argent, au sulfate de zinc, de cuivre, au perchlorure de mercure, au muriate de mercure, d'ammoniaque, à l'acide chlorhydrique, nitrique, à la potasse caustique, etc., etc.

L'emploi de ces divers moyens a parfois donné des résultats satisfaisants. Sichel [1] prétend « avoir guéri ou soulagé, au parfait contentement des malades, un aussi grand nombre de tumeurs et de fistules lacrymales sans opération que par le traitement chirurgical ». « On ne peut s'empêcher, dit Sédillot [2], de donner une grande confiance au traitement médical, quand d'une part on songe à la nature (inflammatoire) de la maladie dans l'immense majorité des cas, et de l'autre quand on voit le traitement chirurgical être loin de donner les beaux résultats dont on s'était flatté. » Beer et Rognetta ne pensaient pas différemment.

Ce sont cependant là sans doute des exagérations. Autant nous reconnaissons l'utilité du traitement antidiathésique, autant nous avons peine à croire, si ce n'est peut-être au début de la maladie, à l'efficacité d'un traitement exclusivement médical pour la cure d'affections généralement aussi rebelles.

II. — Injections modificatrices.

Au lieu de porter les topiques sur la surface cutanée du sac, au lieu d'essayer de faire pénétrer divers collyres dans sa cavité par l'intermédiaire des larmes, on a pensé qu'on aurait une action plus immédiate et

---

[1] Sichel ; Iconographie, pag. 680.
[2] Sédillot ; loc. cit., pag 128.

plus sûre si l'on mettait les agents modificateurs directement en rapport avec la muqueuse des voies lacrymales. La plupart des médicaments employés appartiennent à la classe des astringents, des cathérétiques et des caustiques. Ce serait nous exposer à des redites que de vouloir en retracer la liste ; presque tous les principes actifs introduits dans les collyres ont été également utilisés dans le but que nous indiquons ; nous devons cependant signaler encore les solutions de sulfite de soude (Monoyer), la glycérine, et la teinture d'iode très recommandée en injections par Fano, employée de même par Bonnet et Forget.

Les procédés mis en usage pour faire parvenir ces topiques sur la muqueuse des voies lacrymales ont aussi varié. Librecht (de Gand) a fait construire des stylets filiformes à trois cannelures. Introduits dans le sac par les points lacrymaux, on les laisse à demeure pour que les collyres déposés au grand angle de l'œil soient entraînés par l'effet de la capillarité.

Mais le procédé le plus généralement usité est celui des injections. On se sert, pour les pratiquer, des moyens auxquels on a recours pour opérer les injections désobstruantes, et malgré les tentatives de Fano pour faire accepter son appareil à pompe, malgré les inconvénients de la seringue d'Anel signalés dans un de nos précédents chapitres, cet instrument reste et restera sans doute longtemps encore dans la pratique. Dans le but d'épargner au malade la fatigue, et à l'opérateur les désagréments de l'introduction répétée de la seringue, Wecker a eu l'idée de faire creuser les sondes de Bowman, auxquelles, une fois en place, il est facile d'adapter la canule de l'instrument d'Anel.

Rappelons, en passant, que l'on a également fait servir à la modification des voies les différents porte-caustiques destinés à en rétablir la perméabilité. Ils ont tous l'inconvénient d'agir sur des points trop limités.

Les injections modificatrices produisent parfois de bons effets ; aussi les chirurgiens s'en servent-ils journellement. On peut cependant leur faire quelques reproches : La pratique en est assez délicate ; il n'est pas toujours possible de bien voir jusqu'à quel point on atteint la muqueuse, car le liquide reflue, nous l'avons vu parfois, non seulement par le second des points lacrymaux, mais même par celui qui donne passage à la canule. Ce reflux lui-même a ses inconvénients, car, si l'on utilise des liquides irritants, on court le risque de produire de véritables inflammations de la conjonctive.

La crainte de ce danger a décidé Gosselin à rejeter les injections iodées de Fano, qui d'ailleurs sont, paraît-il, quelque peu douloureuses et ne donnent pas, à coup sûr, une bonne modification. S'il est vrai que l'on ne puisse pas toujours compter sur de tels agents, combien plus douterons-nous de ceux dont l'action est encore moins puissante ? Aussi ne peut-on guère trop attendre des injections modificatrices ; on doit néanmoins les essayer au début en les combinant, si l'on veut, avec quelque moyen de dilatation progressive, les sondes de Bowman par exemple. Parfois on obtiendra de sérieuses améliorations, mais malheureusement trop peu durables dans bien des cas. C'est alors que, fatigué par l'insuccès du traitement, le chirurgien pourra espérer de trouver dans l'emploi d'une modification plus énergique la guérison vainement attendue jusque-là : ce moyen puissant de modification, c'est la cautérisation du sac.

III. — Cautérisation du sac.

Pour quelques auteurs, la cautérisation du sac est toujours synonyme d'oblitération. Nous verrons plus loin ce qu'il faut penser de cette opinion. Nous allons d'abord indiquer les principaux moyens employés pour cautériser le sac; nous étudierons ensuite la méthode dans son ensemble. Celse et les anciens employaient le fer rouge dans le seul but de détruire les callosités de la fistule ou la carie de l'unguis. Nannoni, en 1748, ouvrit le sac et introduisit dans sa cavité de l'alun ou du précipité rouge. Son fils y appliqua le feu ; Heister, Volpi, Lallemand et Delpech, l'azotate d'argent ; Spérino, le nitrat acide de mercure ; Lacaze, la teinture d'iode ; Rouault, la pâte de Vienne ; Magne se servait du chlorure d'antimoine, il inventa même un spéculum spécial pour protéger les lèvres de la plaie. Desmarres proposa le fer rouge ; il employait un cautère en forme de tête de moineau. Tavignot, en 1860, utilisa la cautérisation galvanique. De nos jours, les

chirurgiens, quand ils ont recours à cette méthode, s'adressent à l'un ou à
l'autre de ces moyens.

Laissons de côté, pour le moment, la comparaison de ces divers agents,
et voyons ce que des Maîtres autorisés ont pensé de la méthode.

Au dire de Lannelongue [1], « on lui doit de nombreux succès... les caustiques agissent comme sur la conjonctive, en modifiant la muqueuse et
en faisant disparaître l'inflammation chronique ». Warlomont [2] s'exprime
ainsi : « Quand le sac a été ouvert ou s'est ouvert spontanément, on peut
agir directement sur sa surface interne à travers la fistule, soit par l'introduction de pommades escharotiques, soit par l'introduction de nitrate
d'argent.... le nitrate d'argent agit ici en faisant disparaître l'inflammation
chronique de la muqueuse du sac, de la même façon qu'il le fait pour l'inflammation de la conjonctive. » « La cautérisation, ajoute-t-il plus loin, ne
laisse après elle qu'une très petite cicatrice peu déprimée et à peine visible ;
elle débarrasse les malades, non seulement de la sécrétion purulente, mais
encore du larmoiement constant et incommode qui en est la suite. Desmarres [3]
affirme s'être servi bien des fois de la cautérisation du sac et n'avoir eu
qu'à se louer des résultats ; il cite des guérisons obtenues en quinze et vingt
jours. Richard [4] déclare, après avoir fréquemment usé de cette méthode,
« qu'elle donne d'admirables résultats, sans cicatrice visible, sans larmoiement réellement gênant, et, après une année, sans larmoiement
appréciable ».

M. Biangini [5] parle de la cautérisation du sac comme du meilleur procédé à suivre pour la cure de la fistule lacrymale, et ce médecin appuie
ses assertions sur sa longue pratique et celle du professeur Cannici.
Wecker [6] concède que quand des obstacles insurmontables s'opposent au
rétablissement du cours des larmes, ou qu'on ne peut les vaincre *dans les*

[1] Lannelongue ; *loc. cit.*, pag. 38 et 51.
[2] Warlomont ; *loc. cit.*, pag. 57,
[3] Desmarres ; Maladies des yeux, pag. 891.
[4] Richard ; Prat. Journ. de la Chirurg., pag. 630.
[5] Biangini ; Journ. de la Soc. médic. de Bordeaux, 1840.
[6] Wecker ; *loc. cit.*, pag. 900

délais que les malades accordent à leur médecin, on est autorisé à pratiquer l'oblitération du sac. Abadie [1] lui-même, qui ne se montre guère par-
tisan de la méthode, reconnaît « qu'elle a pourtant donné quelques résultats
satisfaisants ». Enfin Tillaux[2] regarde l'ouverture du sac suivie de sa cautérisation comme « la méthode rationnelle du traitement de la fistule lacrymale.

Nous n'en finirions pas si nous voulions invoquer encore d'autres témoi-
gnages en faveur de ce moyen de guérir. On nous objectera peut-être qu'au
nombre des adversaires de la méthode nous trouvons des ophtalmologistes
distingués dont la compétence en la matière ne peut être méconnue.

Ne pourrions-nous en trouver l'explication dans ce fait que, plus que tout
autre, l'oculiste voit les malades au début de l'affection, alors qu'ils sont
surtout préoccupés du larmoiement. Quelques séances de cathétérisme ou
d'injections, et ils s'en vont améliorés. Mais, s'il y a des récidives, si la
tumeur a grossi, si la fistule s'est ouverte, alors il peut arriver que le malade, trop souvent infidèle à celui qui l'a soulagé, pensant aussi que son
mal a changé de nature, s'adresse à un chirurgien, autorisé dès lors à recourir à des moyens plus radicaux.

Nous avons vu d'ailleurs, d'après les propres aveux de ces ophtalmologistes, que ces moyens radicaux eux-mêmes, quand ils les ont employés, ne leur ont pas donné de si mauvais résultats. Une autre raison
qui a pu éloigner de la cautérisation du sac, c'est la crainte d'obtenir
l'oblitération recherchée par certains opérateurs. On pense en effet que les
conduits des larmes sont autre chose qu'un simple objet de luxe, pour que
l'on tente de supprimer leurs fonctions. Mais cette oblitération n'est pas si
facile à réaliser.

« Les exemples d'oblitération complète du sac, dit Sédillot[3], sont plus
rares qu'on ne le suppose, et beaucoup de guérisons doivent être attri-
buées à la modification curative des caustiques et au rétablissement régu-

---

[1] Abadie ; *loc. cit.*, pag. 47.
[2] Tillaux : Traité d'Anat. topog , pag. 229.
[3] Sédillot; *loc. cit.*, pag. 139.

lier du cours des larmes. » Richard [1] ne se croit pas en droit d'affirmer que le conduit d'excrétion des larmes soit alors réduit à un cordon fibreux.

D'après Warlomont [2], lorsque le canal nasal n'est pas oblitéré, « on peut attendre une guérison avec conservation des voies naturelles d'excrétion, si l'on a soin de ne pas intéresser les canaux lacrymaux ». Fano a pu se convaincre sur plusieurs malades opérés par la prétendue méthode d'oblitération, qu'en poussant une injection d'eau, avec son appareil à pompe, par le point lacrymal inférieur, le liquide sortait par le supérieur, quelquefois même par la narine.

Tillaux [3] ne croit pas davantage à l'oblitération, ce qui, d'après lui, s'explique, parce que « les deux tendons direct et réfléchi de l'orbiculaire ne peuvent, à cause de leurs insertions, se rapprocher l'un de l'autre et interceptent ainsi un espace que le tissu de cicatrice est impuissant à combler »; on pourrait même ajouter qu'à la partie la plus interne du sac est une gouttière dont on ne peut aisément faire disparaître la capacité.

Gosselin [4] a souvent employé la cautérisation et étudié longtemps après un assez grand nombre de malades, pour être certain « que, même dans le cas où la guérison a lieu, le sac lacrymal n'est pas oblitéré ». A son avis, les partisans de l'oblitération ont guéri des malades « autrement qu'ils ne le croyaient, et par un mécanisme qu'ils ne soupçonnaient pas ».

Le fait suivant, dont nous avons été témoin, contribue encore à nous faire douter de l'oblitération. Nous avons vu à l'hôpital de Nimes un malade porteur d'un cancroïde à l'angle interne de l'œil gauche. Opéré déjà à deux reprises différentes, il le fut encore sous nos yeux par M. Tribes. Toutes les parties malades furent soigneusement enlevées, les os grattés et comme ruginés avec le bistouri. Si les voies lacrymales devaient jamais s'oblitérer, c'était certes dans ce cas. Eh bien ! la cicatrisation une fois obtenue, nous voyions à l'angle interne de l'œil comme une sorte de petite

---

[1] Richard; *loc. cit.*, pag. 630.

[2] Warlomont ; *loc. cit.*, pag. 71.

[3] Tillaux ; *loc. cit.*, pag. 229.

[4] Gosselin; *loc. cit.*, pag. 321, 325.

cupule où s'amassaient les larmes, qui, sans jamais tomber sur la joue, passaient jusque dans la narine, dont la muqueuse restait toujours humide.

Aussi nous rangerons-nous à l'opinion de Gosselin, et verrons-nous dans la cautérisation du sac un moyen qui nous permette « de modifier profondément sa structure, de détruire sa surface sécrétante et de la changer en un tissu qui se rapproche le plus possible du tissu fibreux ».

Notre but variera néanmoins suivant certaines circonstances.

Nous pouvons, dans un grand nombre de cas, espérer le rétablissement de la perméabilité des voies, par suite de l'action modificatrice du caustique étendue à la muqueuse du canal elle-même; mais il nous arrivera parfois, grâce à l'introduction d'un stylet ou à une injection préalable, de soupçonner ces coarctations organiques résultats possibles de cathétérismes trop violents ou trop longtemps continués. Dans ces cas, notre conduite sera quelque peu différente. Afin d'éviter que les larmes puissent encore séjourner dans le sac, tout en cautérisant sa surface, nous chercherons à porter le caustique sur l'ouverture des canalicules lacrymaux pour en déterminer l'oblitération. L'épiphora sera sans doute la conséquence de cette intervention ? Non pas d'une manière absolue ; l'expérience a en effet démontré (Desmarres) que si les conduits lacrymaux n'existent pas congénitalement ou sont détruits par accident, les malades ne sont pas atteints de larmoiement pour cela. Admettons même son existence : outre que cet épiphora aurait eu lieu sans notre intervention, l'observation nous apprend que les malades n'en sont sérieusement gênés que lorsqu'une circonstance quelconque (émotion, vent, corps étranger) vient augmenter la sécrétion de la glande lacrymale.

Nous avons indiqué la plupart des agents employés pour cautériser le sac; nous avons montré les bons effets de cette méthode, étudié son mode d'action et par conséquent indiqué le but qu'elle doit nous faire atteindre; recherchons maintenant le moyen le plus propre à nous donner ces résultats.

Les caustiques chimiques ont des inconvénients ; ils sont tous plus ou moins fluides et peuvent, pour cette raison, atteindre des parties que l'on a tout intérêt à ménager. Introduits dans le sac et mêlés aux produits de sécrétion, ils peuvent refluer jusque sur la conjonctive ou s'écouler sur les lèvres de la plaie. On ne peut pas trop limiter leurs effets ; la réaction est parfois des plus violentes. On les a vus, dit Wecker, « attaquer les parois osseuses des voies lacrymales et le globe de l'œil lui-même » ; d'autres fois aussi, le but n'est pas atteint et l'on doit revenir jusqu'à trois ou quatre fois à la cautérisation (Gosselin).

Le cautère actuel est innocent de ces reproches. D'après Wecker [1], « ceux des caustiques employés en chirurgie qui ont le privilège de limiter leur action au point sur lequel ils sont appliqués sont bien peu nombreux. Au premier rang, se place sans contredit la chaleur ». Son action est aussi plus certaine et d'une tout autre nature que celle des cautères potentiels. Au lieu de dénaturer simplement et de détruire les parties, le feu agit encore en stimulant et modifiant profondément la vitalité des tissus ; il imprime, disait Barthez, « des changements marqués au mouvement des forces vitales ».

Les avantages du cautère actuel compensent largement les quelques inconvénients qu'on lui a reprochés. On a objecté qu'il effraie les malades, que l'on décidera avec beaucoup de peine à se laisser porter un fer rouge dans le voisinage de l'œil. Mais a-t on jamais été obligé de décrire au patient, avant l'opération, tout le manuel opératoire, et, si on le suppose par trop pusillanime, ne peut-on pas imiter l'exemple de Scultet, qui bandait toujours les yeux de ses malades avant de les cautériser. Quant à ce qui est de la douleur, nous serions tenté de croire avec Glaudarp, que le cautère actuel inspire plus de terreur qu'il ne fait de mal (*majorem motum quàm dolorem incutit*). Dans tous les cas, si elle est vive au moment de l'application du feu, elle disparaît aussitôt après l'opération. Cette frayeur même et cette douleur ont été considérées comme salutaires et pouvant aider jusqu'à un certain point, par une sorte de mouvement perturbateur, l'action modifiante du cautère.

Après avoir justifié nos préférences pour la cautérisation par le feu,

[1] Wecker; *loc. cit.*, pag. 901.

nous devons nous enquérir du choix de l'instrument. Il serait trop long
d'établir un parallèle entre les divers cautères ; cette comparaison se
trouve faite, autrement que nous ne le saurions nous-même, dans l'ex-
cellente Thèse d'agrégation de M. le professeur agrégé Chalot [1]. Cet auteur
montre que les cautères actuels ont le désagrément de ne pas conserver
la chaleur et de s'éteindre facilement ; que le galvanocautère « constitue
un appareil monumental peu transportable, très-coûteux, peu commode à
manier, susceptible de se déranger, parfois même pendant l'opération ».
Aussi comprenons-nous pourquoi, dès 1877, M. Chalot, voulant appliquer
l'ignipuncture à la muqueuse du sac lacrymal, songea à recourir à l'emploi du thermocautère, dont le pouvoir rayonnant est assez faible, la
température aisément rendue uniforme, le maniement facile, le prix relativement peu élevé, et qui, grâce à ses immenses avantages, s'est rapidement introduit dans la pratique. L'ouvrage récent du Dr Abadie est le
seul endroit où nous en ayons vu signaler l'emploi pour la cautérisation
du sac.

La cautérisation ponctuée doit encore être préférée à la cautérisation
en large surface, parce que, dans une région aussi délicate, le maniement
d'une fine pointe de thermocautère est beaucoup plus facile pour le chirurgien. Il la dirige aisément en tous sens et atteint exactement avec elle
les points qu'il veut intéresser. On sait d'ailleurs que l'action modificatrice
de cette cautérisation ne se borne pas au point touché, mais qu'elle s'étend
encore à une certaine zone circonvoisine.

Exposons maintenant les détails de l'opération.

Le malade est assis sur une chaise, la tête renversée et maintenue par
un aide, l'œil du côté sain bandé, l'autre protégé par une bonne compresse
ou un morceau de carton mouillé (ce dernier corps conduit très mal la
chaleur). Un aide tire en dehors la commissure externe des paupières pour
faire saillir le tendon de l'orbiculaire. Au-dessous de ce tendon, et paral-
lèlement au rebord orbitaire, que recherche l'index de la main gauche,

[1] Chalot ; Thèse d'agrégation. Paris, 1878.

l'opérateur, armé d'un couteau de Græfe ou d'un petit bistouri, incise couche par couche la paroi antérieure du sac dans une étendue de 12 mil. limèt. ; s'il existe une fistule, il doit tâcher de comprendre son ouverture dans l'incision. Il peut à ce moment être arrêté par une petite hémorrhagie dont il triomphe aisément. Le sac ouvert, on évacue son contenu, on lave sa cavité avec une solution d'acide borique au centième, et on la sèche avec une fine éponge. Un aide écarte les lèvres de la plaie avec des érignes, des crochets à strabisme ou des écarteurs pleins. Prenant alors une fine pointe du thermocautère, le chirurgien la porte çà et là, sur les différentes parties de la muqueuse, évitant ou recherchant, suivant les indications données plus haut, l'ouverture des canalicules lacrymaux.

Dans un dernier temps, il relève le manche de l'instrument et guide sa pointe dans la direction du canal nasal, autrement dit de la canine correspondante, puis il procède au pansement de la manière suivante: Une compresse de gaze boriquée pliée en plusieurs doubles, trempée dans la solution, puis exprimée, est appliquée sur la plaie. On la recouvre d'une couche de coton boriqué sur lequel on place une toile imperméable ; le tissu de gutta-percha est excel'ent pour cet usage. On maintient enfin le tout à l'aide d'un monocle. Le pansement doit être renouvelé tous les jours de la même façon. Ordinairement il survient, dès le lendemain de l'opération, un gonflement inflammatoire plus ou moins marqué qui nécessite l'emploi des émollients et diminue bientôt sous leur influence. Les eschares commencent à se détacher vers le sixième jour et la plaie cicatrise dans l'espace de trois semaines à un mois. L'opéré est pendant quelque temps atteint d'un épiphora abondant causé sans doute par une irritation réflexe due aux effets du traumatisme ; mais il diminue progressivement e peut même cesser complètement vers la fin du second mois.

Quelle raison pouvons-nous donner de cette disparition absolue du larmoiement?

Nous avons montré, au chapitre de l'Anatomie pathologique, que le canal nasal n'était pas habituellement le siège d'une obstruction complète; nous avons fait ressortir ailleurs que l'oblitération du sac s'obtenait difficilement. Nous pouvons donc admettre que la perméabilité des voies se rétablit dans bien des cas. Mais lorsque nous sommes en présence de ces rétrécissements invincibles, qui nous font rechercher l'oblitération des conduits lacrymaux, nous ne voyons rien de mieux, pour expliquer la cessation de l'épiphora, que cette idée séduisante de M. le professeur Estor, basée sur l'expérience et longuement discutée par lui dans le Journal de Robin. «Privée dit-il[1], de l'utile concours des larmes, la muqueuse du méat inférieur se dessèche, s'atrophie et finit par perdre la propriété d'exciter l'action des glandes lacrymales ; c'est à cette dernière circonstance qu'est due la cessation de l'épiphora.

La cautérisation du sac n'est donc pas une méthode aussi irrationnelle que le prétendent Abadie et certains autres spécialistes, et nous sommes heureux de pouvoir, en terminant, leur opposer les paroles du savant Maître que nous nommions tout à l'heure. « La méthode de cautérisation pour le traitement de la fistule lacrymale, dit M. Estor[2], n'est pas une pratique antiphysiologique ; il est au contraire facile d'expliquer tous ses succès. »

[1] Alf. Estor ; Journ. de l'Anat. et de la Physiol. de Robin, 1866, pag. 102.

CONCLUSIONS.

1° La tumeur et la fistule lacrymales sont habituellement la conséquence d'une phlegmasie chronique des voies lacrymo-nasales.

2° Cette phlegmasie est tantôt sous la dépendance d'un état général aigu ou chronique, souvent diathésique ; tantôt développée par propagation directe d'une inflammation de voisinage.

3° Les rétrécissements du canal nasal sont des phénomènes accessoires, résultats secondaires de l'inflammation chronique de sa muqueuse.

4° Pour guérir ces affections, on ne négligera pas de combattre l'état général diathésique, quand il existe. Rien ne s'oppose à ce que l'on tente au début le traitement médical, les injections astringentes ou cathérétiques, le cathétérisme progressif à l'aide des sondes de Bowman. Mais la fréquence des récidives obligera souvent le chirurgien à employer des moyens plus radicaux.

5° Le plus rationnel et le plus efficace de ces moyens est celui qui, s'adressant à l'élément fondamental de la maladie, cherche à faire disparaître l'inflammation chronique du sac en modifiant anatomiquement sa muqueuse par la cautérisation.

6° Le cautère actuel, et spécialement le cautère Paquelin, doit être préféré aux autres moyens de cautérisation, dont l'action est moins limitée et moins sûre.

7° Certaines conditions anatomo-pathologiques de la tumeur et de la fistule lacrymales (rétrécissements infranchissables du canal nasal, mucocèle) impliquent quelques modifications dans l'application de cette méthode de traitement.

OBSERVATIONS.

Les trois premières ont trait à des malades que M. Chalot a opérés par l'ignipuncture du sac lacrymal.

PREMIÈRE OBSERVATION.

Tumeur lacrymale suivie de fistule. — Insuccès du procédé de Bowman. — Guérison par l'ignipuncture du sac.

Marie M..., âgée de 45 ans, habite Montpellier; très sujette au coryza, elle a eu, dans le courant de l'année 1879, une dacryocystite aiguë du côté gauche. L'inflammation avait cessé sous l'influence du traitement, mais elle avait reparu avec une rougeur érysipélateuse, à deux reprises, au commencement de l'année 1880. Quand les phénomènes inflammatoires eurent été dissipés, il resta dans le grand angle de l'œil une petite tumeur peu douloureuse, avec du larmoiement et un peu de photophobie. Le cathétérisme fait d'après la méthode de Bowman pendant trois mois n'ayant donné aucun résultat, M. Chalot eut l'idée de cautériser la muqueuse du sac lacrymal avec le thermocautère, d'après le procédé que nous avons indiqué. Le gonflement inflammatoire fut assez notable le lendemain de l'opération et s'accompagna de larmoiement intense, de douleur lancinante irradiée dans la région fronto-sourcilière. Des compresses de décoction tiède de graine de lin recouvertes de feuilles de gutta-percha maintenues pendant deux ou trois jours suffirent pour abattre l'inflammation, et dès le sixième jour l'eschare commençait à se détacher. Injection d'eau boriquée tiède dans le sac, suivie du pansement antiseptique indiqué.

Un mois après, la cicatrisation était complète : plus de douleur, de gonflement dans l'angle interne de l'œil, mais le larmoiement persistait, bien que diminué. Il cessa complètement un mois après la cicatrisation.

La femme, revue quatre mois après l'opération, était entièrement guérie. Il y a deux mois à peine nous voyions cette malade, chez laquelle la guérison s'est très bien maintenue.

OBSERVATION II.

Au mois de juin 1881, M. L..., gendarme, atteint d'une tumeur lacrymale, vint trouver M. Chalot. On l'avait à plusieurs reprises soumis au cathétérisme

7

de Bowman. Les résultats n'avaient pas été satisfaisants et on lui avait laissé dans le canal un mince fil métallique, dont la partie supérieure était recourbée en crochet au niveau du grand angle de l'œil.

Le caroncule était très injectée et le larmoiement était intolérable. L'opération fut faite toujours dans les mêmes conditions et dura sept à huit minutes. Le malade eut une syncope pendant l'ouverture du sac avec l'instrument tranchant. Le lendemain, gonflement considérable qui nécessite l'emploi d'un traitement émollient local, de dérivatifs : purgatifs, lavements, bains de pieds sinapisés et de sédatifs (chloral dans la nuit). Les accidents cessent le troisième jour ; le sixième, les eschares commencent à s'éliminer, la cicatrisation se complète en trois semaines. Des nouvelles de ce malade reçues il y a un an, c'est-à-dire deux ans après l'opération, sont très satisfaisantes. Il a conservé un peu de larmoiement qui ne le gêne pas et surtout ne l'empêche pas, comme auparavant, de vaquer à ses occupations.

OBSERVATION III.

Au mois de septembre 1881, M. Chalot opérait par l'ignipuncture du sac une autre tumeur lacrymale chez une jeune fille de 23 ans. Comme toujours, il recourut à ce moyen après les essais infructueux du cathétérisme de Bowman et des injections d'alun avec la seringue d'Anel, continués pendant un mois et demi.

Même procédé opératoire. Le lendemain, le gonflement se montre avec beaucoup moins d'intensité que dans les cas précédents. Trois semaines après l'opération, la cicatrisation était obtenue. M. Chalot a revu sa malade pendant les vacances de 1883 et constaté que la guérison était complète. Le larmoiement a disparu et la malade exerce, sans fatigue pour la vue, sa profession de couturière.

OBSERVATION IV.

(Communiquée par le Dr Rédier.)
Tumeur lacrymale du côté droit. — Injections et cathétérisme de Bowman. — Récidive.

F. C..., âgé de 45 ans, exerce à Montpellier la profession de cordonnier. Il est d'un tempérament scrofuleux ; à 14 ans il fut atteint de coxalgie. Au mois de septembre 1882, le Dr Rédier voit ce malade pour la première fois. Il présentait au grand angle de l'œil droit une petite tumeur de la grosseur d'un haricot. La pression faisait sourdre du muco-pus par le point lacrymal inférieur ; la narine correspondante était sèche. La maladie remontait alors à six ans.

Le point lacrymal inférieur fut incisé avec le couteau de Weber et le n° 1 de Bowman introduit enfin après huit jours de tâtonnements. Un traitement interne fut en même temps institué : sirop de Portal iodé, tisane de feuille de noyer.

Chaque séance de cathétérisme était suivie d'une injection au sulfate de cuivre, faite à l'aide de la seringue d'Anel. Le passage des sondes devint de plus en plus facile, et dans peu de temps le n° 6 put être introduit. Quinze jours après, à dater de ce moment, on observait la disparition de la tumeur, l'humidité de la narine correspondante et la cessation de l'épiphora. Le malade semblait donc guéri après un mois et demi de traitement.

Nous avons revu tout récemment ce malade avec le Dr Rédier et nous l'avons trouvé dans l'état suivant : La tumeur, qui s'est reformée, présente le volume d'un petit haricot. L'épiphora subsiste. La pression ne fait refluer le liquide ni par les points lacrymaux, ni par le canal nasal, et, n'était l'humidité de la narine, on pourrait croire à la transformation d'une tumeur lacrymale simple en un véritable mucocèle. Dans tous les cas, la récidive est complète.

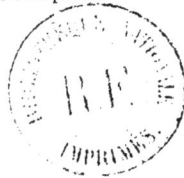

www.ingramcontent.com/pod-product-compliance
Lightning Source LLC
Chambersburg PA
CBHW071317200326
41520CB00013B/2811